OPÉRATION

DE

LITHOTRIPSIE,

FAITE

POUR DÉBARRASSER LA VESSIE

De Calculs formés à l'occasion d'un Épi de Blé poussé dans cet organe ; — Extraction d'un corps étranger introduit dans le rectum, chez le même individu ;

Par **J. J. CAZENAVE**, D. M. P.,

Membre correspondant de l'Académie royale de Médecine de Paris, des Sociétés médico-chirurgicales de Bologne et de Berlin, des Sociétés de Médecine de Hanovre, de la Nouvelle-Orléans, de Lyon, de Toulouse, de Marseille, et Secrétaire-général de la Société Médicale d'émulation de Bordeaux.

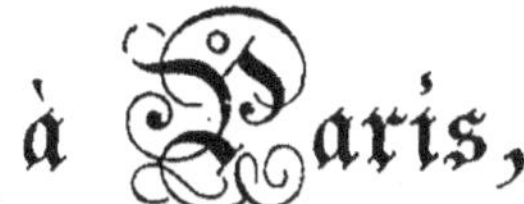

à Paris,

CHEZ BECHET JEUNE,
LIBRAIRE DE LA FACULTÉ DE MÉDECINE,
PLACE DE L'ÉCOLE DE MÉDECINE, 4 ;
Et chez l'Auteur, fossés de l'Intendance, N.º 52,
A BORDEAUX.

1837.

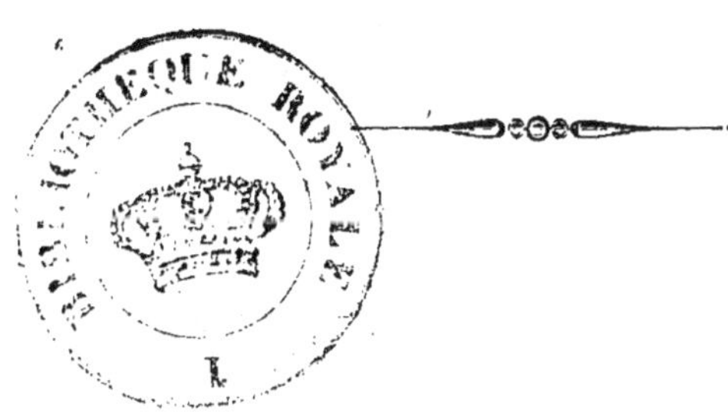

L'HISTOIRE du broiement des pierres contenues dans la vessie est si intéressante, que je regrette beaucoup de ne pas pouvoir en donner un aperçu à mes lecteurs. Ç'eût été pour moi une belle occasion de faire la part honorable et glorieuse des médecins dont les noms sont désormais attachés à cette belle découverte, et de faire justice des prétentions ridicules de ces médiocrités envahissantes, de *ces inventeurs à la suite,* comme les appelle M. Leroy-d'Etiolle, qui s'efforcent de faire croire au public qu'ils ont inventé, perfectionné, modifié des instrumens de lithotripsie, lorsqu'ils n'ont fait qu'y ajouter un clou, une vis, des chiffres gravés ou quelques autres niaiseries de cette importance.

L'Institut, l'Académie royale de Médecine de Paris, les Sociétés savantes nationales et étrangères, les Journaux scientifiques et les médecins de tous les points du globe, se sont empressés d'assigner le premier rang aux Heurteloup, aux Leroy-d'Etiolle, aux Civiale, aux Amussat, aux Jacobson, et de placer très-honorablement après ces hommes éminens les docteurs Rigal (de Gaillac), Pravaz, Tanchou, Meyrieux, Ségalas, Touzay, Clot-Bey et Benvenuti, sans oublier M. Charrière, cet habile et fort ingénieux mécanicien, qui a si heureusement perfectionné le percuteur courbe du baron Heurteloup, le brise-pierre articulé de Jacobson et tant d'autres instrumens de chirurgie. — Mais à part ces noms, qui ont une valeur bien positive en lithotritie et en lithotripsie, quel-

ques médecins ont inutilement frappé aux portes de l'Institut
et de l'Académie royale de Médecine : les commissions de ces
corps illustres sont restées muettes , et les prétendues inventions pour lesquelles on sollicitait des rapports ont été relé-
guées dans la poussière des cartons d'oubli , où l'on entasse
pêle-mêle tant et de si belles découvertes , si l'on en croit leurs
auteurs.

Le fait que je publie est intéressant sous beaucoup de rapports , et démontre toute l'étendue des ressources qu'offre la
lithotripsie , cette opération que Percy a dit être *glorieuse pour
la chirurgie française et consolante pour l'humanité.*

FAITS.

———

André Barbe, vannier, âgé de vingt-sept ans, marié, d'une constitution vigoureuse et jouissant d'une santé à laquelle des excès de tout genre n'avaient porté aucune atteinte jusqu'à l'époque des deux accidens dont je vais raconter les dégoûtantes particularités, alla se baigner dans la Garonne le 15 Avril 1836. Au sortir du bain, deux de ses compagnons de débauche lui introduisirent péniblement dans le rectum une courge desséchée (gourde à eau-de-vie), ayant onze pouces de grande circonférence : ce fut dans cet état qu'il prit sa part d'un copieux déjeûner à la fin duquel il était ivre-mort. Dès que les douleurs occasionnées par la présence du corps étranger dans le rectum commencèrent, B..... emprunta chez un serrurier, son voisin, des tenailles tranchantes et deux ou trois crochets pour briser et pour extraire les frangmens de la courge dont il n'avait pas pu se débarrasser, soit à l'aide de ses doigts, soit à l'aide de ses efforts réitérés et impuissans de défécation. De pareilles manœuvres devaient avoir et eurent en effet des conséquences fort graves. Néanmoins ce malheureux demeura huit jours sans secours, et ce ne fut que lorsque sa femme lui fit comprendre qu'il était dans un état à peu près désespéré et qu'il sentit la vie lui échapper, qu'il consentit à ce qu'on allât chercher M. le docteur Dondats auquel il raconta tout ce qui s'était passé. Cet honorable confrère prescrivit une potion calmante, un demi-bain prolongé, et vint me prier le soir d'aller avec lui chez son malade. Je me munis de quelques instrumens.

Quelqu'habitués que nous fussions, M. Dondats et moi, à visiter les pauvres et à voir de près la repoussante incurie de la plupart d'entre eux, il ne fallait rien moins qu'une ardente philanthropie pour supporter le hideux spectacle dont nous fûmes les témoins.

L'étroit galetas dans lequel nous entrâmes répandait une odeur infecte, et n'avait pour tout ameublement que deux chaises vermoulues, qu'une mauvaise table et qu'un grabat sur lequel gisait un agonisant. Ce misérable, qu'un reste de pudeur faisait peut-être hésiter à nous répéter l'acte infâme auquel il s'était prêté, recueillit un peu ses souvenirs et nous raconta, d'une voix presque éteinte, ce que M. Dondats savait déjà. Ainsi il nous dit avoir eu une abondante gastrorrhagie quelques heures après le déjeûner qu'il avait pris en sortant du bain ; les manœuvres à l'aide desquelles il avait essayé de briser, puis d'extraire le corps étranger du rectum, avaient occasionné des douleurs intolérables dans cet intestin, des coliques, le ballonnement de tout l'abdomen, des hémorrhagies copieuses, une diarrhée sanguinolente et fétide, de la fièvre, des difficultés d'uriner et une faiblesse extrême. Du reste B..... était dans un état anémique porté au plus haut degré quand nous l'examinâmes ; l'abdomen était météorisé; il avait des coliques sourdes, des douleurs très-vives du rectum lorsque cet intestin se contractait, et une diarrhée sanguinolente ; ses urines étaient difficiles et rares.

Pour explorer le rectum et pour extraire le corps étranger, nous fîmes coucher le malade sur le côté gauche, les jambes et les cuisses fléchies et rapprochées du ventre, et le derrière saillant sur le bord du lit. — En écartant les fesses, je m'aperçus que l'ouverture du rectum était en entonnoir, que le rebord de l'anus était flasque, mou et relâché, et que les sphyncters avaient perdu la plus grande partie de leur force, circonstance qui me dispensa, et de donner un lavement fortement opiacé pour obtenir un relâchement considérable des sphyncters, et de dilater l'anus en l'incisant sur un de ses côtés pour faire prêter ces anneaux musculeux. J'introduisis donc un doigt, puis deux, puis trois, puis quatre, puis la main tout entière, avec laquelle j'allai à la recherche des fragmens anguleux et tranchans de la courge. Cette manœuvre fut très-douloureuse et un peu difficile, tant j'eus de peine à dégager les morceaux qui avaient pénétré dans les parois de l'intestin. Je parvins cependant à délivrer cet homme qui, grâce aux soins éclairés de M. le docteur Dondats, recouvra bientôt la santé qu'il devait encore compromettre d'une manière si grave.

B..... se réunit le 9 Avril dernier, dans l'après-midi, à cinq ou six de ses camarades pour boire quelques bouteilles de vin, et demeura

jusqu'à onze heures du soir avec eux. Ce ne fut qu'au moment de se-
séparer, et lorsque l'ivresse fut complète, qu'on le défia de s'introduire
un corps étranger dans l'urèthre. Il accepta le défi, | alla prendre un
épi de blé ayant cinq pouces de long, et le poussa dans le canal par la
tige qui avait dix-huit lignes. Cet épi s'engagea malgré la main trem-
blante qui faisait quelques efforts pour le retirer, disparut bientôt tout
entier et séjourna treize heures dans l'urèthre. Pendant tout ce temps
l'incorrigible vannier éprouva de très-vives douleurs occasionnées par
les barbes qui déchiraient les parties, eut de l'agitation, de la fièvre,
n'urina que goutte à goutte et comme par une sorte de filtration du liquide à travers l'épi. Toutefois, s'étant alarmé de sa position, il cher-
cha les moyens à l'aide desquels il pourrait débarrasser l'urèthre, et
s'arrêta à l'idée d'introduire une sonde en gomme élastique dans ce canal, sonde avec laquelle il poussa l'épi de blé dans la vessie. Cet organe s'enflamma, les douleurs furent atroces, les urines, mêlées à des
matières mucoso-sanguinolentes, coulèrent involontairement et goutte
à goutte ; il y eut plusieurs hématuries dès le quatrième jour ; le malade expulsa quelques concrétions salines le dixième et les suivans,
puis de très-petits fragmens d'épis recouverts de sédimens cristallisés,
et ainsi de suite pendant un mois au bout duquel il s'avisa de refou-
ler avec une sonde flexible, lorsqu'il voulait uriner, la portion de corps
étranger qui obstruait constamment le col de la vessie.

L'état de B... s'aggravant chaque jour, il alla consulter un chirurgien distingué de cette ville qui l'effraya beaucoup en lui expliquant
la gravité de sa position et en lui montrant, comme à plaisir, tous les
instrumens avec lesquels il se proposait de l'opérer. Cette terreur pa-
nique, assurément bien naturelle, nous valut, à M. Dondats et à
moi, un souvenir de l'oublieux malade auquel nous avions cependant
sauvé la vie une première fois, ainsi que mes lecteurs ont pu le comprendre.

5 *Juin.* Après que M. Dondats et moi nous eûmes reconnu la présence d'un corps étranger avec la sonde, je fis coucher le malade sur
le bord droit de son lit, élevai fortement le siége à l'aide de coussins
résistans, fis une injection d'eau tiède dans la vessie, introduisis le
percuteur courbe à écrou et à vis, modifié par Charrière, et saisis trois
fois le calcul que j'écrasai en pressant assez légèrement sur la branche
mâle de l'instrument, qui donna dix-huit lignes d'écartement. Pendant cette très-courte séance, B..... cria, s'agita, mordit des linges,
me supplia de lâcher prise, et nous avoua cependant, après l'opération, qu'il avait eu plus de peur que de mal, qu'il avait surtout re-
douté que l'instrument se cassât dans la vessie. — Demi-bain dans le-

quel le malade rend une assez grande quantité de détritus de pierre très-friable et des masses sablonneuses. — Aucun incident n'étant survenu, mon honorable confrère et moi nous procédâmes à une seconde séance quarante-huit heures après la première (7 Juin), séance durant laquelle je ressaisis très-rapidement et sans aucune hésitation le calcul, que je chargeai trois fois de la même manière que l'avant-veille. — Mêmes résultats et moins d'appréhension de la part du malade.

Comme il nous parut impossible que l'épi de blé pût être assez bien macéré dans l'urine pour sortir par fragmens ramollis et réduits en une sorte de fumier, nous résolûmes de nous servir du brise-pierre articulé de Jacobson dans une troisième séance (10 Juin), afin de broyer le calcul d'abord, puis de loger la plus grande partie possible de l'épi dans la courbure de cet instrument, si nous étions assez heureux pour le saisir dans une position favorable. J'introduisis donc le lithotripteur du chirurgien danois dans la vessie, et broyai trois ou quatre fois, par une forte pression faite à l'aide de la vis et de l'écrou, la masse pierreuse qui servait d'enveloppe conservatrice à cet épi, que j'essayai deux fois d'entraîner hors de la vessie, et que deux fois je fus obligé de lâcher parce que je l'amenais en travers. Je fus plus habile ou mieux servi par le hasard dans une troisième tentative, car j'entraînai, bien logés et bien aplatis dans le brise-pierre articulé, deux pouces sept lignes de l'épi qui était dans un état parfait de conservation, grâce à la couche de sédimens cristalisés qui le recouvraient. — Cette opération, dont le très-beau résultat satisfit on ne peut plus le malade, fut longue et assez douloureuse. Toutefois il n'y eut ni inflammation de la vessie, ni fièvre. — Bains prolongés, cataplasmes émolliens sur l'hypogastre, quarts de lavemens, boisson délayante, diète absolue et repos. — Dans la journée et dans la nuit suivante B...... expulsa une très-grande quantité de calculs anguleux et très-durs, parmi lesquels il y avait de nombreux fragmens de l'épi dont la longueur variait d'une à trois lignes.

Les choses allèrent on ne peut mieux jusqu'au 17 Juin, époque à laquelle je fus obligé d'ajourner la quatrième séance pour aller faire une opération à quelques lieues de Bordeaux. Dans cette quatrième séance je me servis du percuteur courbe avec lequel je saisis à l'instant même un calcul que je pris, lâchai et repris six fois de suite en employant toute la force de la vis et de l'écrou, tant il était résistant. J'éprouvai quelqu'embarras pour faire franchir le col de la vessie à l'instrument, qu'il m'avait été impossible de fermer très-exactement, parce qu'il tenait *enserrées* quatre lignes d'épi. Le jour même de cette opération, et les 18, 19 et 20 Juin, il sortit une quantité prodigieuse de fragmens calculeux très-durs et des parcelles d'épi. — Mêmes soins, mêmes précautions ; aucun incident.

B..... redoutant toujours les séances du broiement, pendant lesquelles il criait, se lamentait et disait qu'il était perdu, bien qu'il s'empressât toujours de nous déclarer qu'il avait peu souffert, B....., dis-je, nous assura qu'il était guéri, qu'il urinait sans douleur et sans embarras, et qu'il ne voulait plus qu'on le touchât, quand nous allâmes chez lui pour procéder à une nouvelle opération. Comme il mit quelqu'opiniâtreté dans sa détermination, et qu'il n'y avait aucun inconvénient à lui accorder un peu de répit, nous ajournâmes notre réunion au 24 Juin. Ce jour-là je saisis dix fois de suite des fragmens de calcul, que je réduisis aux plus petites dimensions possibles. Demi-heure après cette dernière séance, B..... rendit une très-grande quantité de matières lithiques et notamment un morceau d'épi en grappe, une sorte de pétrification fort curieuse que je conserve, ayant onze lignes de long et quatre lignes de diamètre.

Des explorations ultérieures, faites avec le plus grand soin, nous démontrèrent que la vessie ne contenait plus aucun corps étranger.

Tous les détails que je viens de rapporter furent confirmés à M. le docteur Hameau, de la Teste, par Barbe lui-même qui vint me remercier au moment où cet habile médecin était dans mon cabinet.

ANALYSE DES CALCULS.

« J'allais partir, m'écrit le docteur A. Boucherie, pour porter à mon ami l'analyse qu'il m'a demandée. Les calculs qu'il m'a remis sont composés de phosphate ammoniaco-magnésien et de phosphate de chaux réunis par une quantité très-notable de matière animale. Ils m'ont paru fort intéressans, et je me propose au premier moment d'en faire l'analyse *quantitative* ».

Cette analyse a été faite en commun avec M. Espic, pharmacien très-distingué de cette ville.

RÉFLEXIONS.

1. L'histoire des corps étrangers introduits dans le rectum est très-variée, et les annales de la chirurgie, surtout les recueils périodiques, sont remplis de faits plus ou moins extraordinaires dans ce genre. C'est ainsi que des hommes abrutis par la plus abominable dépravation se sont servi, dans les accès de leur délire érotique, de pots à pommade, à confiture, de tabatières, d'étuis, de flacons d'eau de Cologne, de

gobelets en bois, de verres de cabaret, d'une caraffe de cristal, d'un gros *affiquot de bois*, d'une navette, d'une fiole d'eau de mélisse, d'un pilon en bois, etc., etc. Tout le monde connaît la singulière et douloureuse histoire de cette fille publique à laquelle des étudians de Gœttingue introduisirent dans l'anus, par le gros bout, une queue de cochon gelée dont ils avaient coupé les poils un peu courts, et dont Marchettis la délivra à l'aide d'un moyen fort ingénieux.

2. L'histoire des corps étrangers introduits dans l'urèthre, chez l'homme, n'est guère moins curieuse et moins variée que la précédente, et il arrive assez souvent aux médecins très-répandus d'être appelés pour extraire de ce canal des fragmens de sondes ou de bougies, des haricots, des tuyaux de pipe, des cure-oreilles, des tubes de verre, des morceaux de bois, des aiguilles, des épingles, des épis de graminées et d'autres corps analogues.

3. Le malade de M. Dondats s'introduisit un épi de blé dans l'urèthre, ai-je dit dans le corps de l'observation, et ne put pas s'opposer à ce que, une fois engagé, le canal l'attirât tout entier. Cette particularité tient, comme on le sait, à une espèce de mouvement ondulatoire de ce conduit excréteur de l'urine qui tend à attirer, à faire pénétrer plus avant, à *avaler*, suivant l'expression pittoresque et fort juste d'un chirurgien célèbre, les corps qu'il embrasse.

4. Qu'aurions-nous dû faire, M. Dondats et moi, si B.... nous avait appelés à son aide avant d'avoir poussé le corps étranger dans la vessie? Oh! certes il fallait débarrasser l'urèthre le plus tôt possible, répondra-t-on. Oui sans doute; mais y avait-il possibilité d'extraire un aussi long épi, et en trouve-t-on le moyen indiqué quelque part? — Les injections huileuses faites pour faciliter l'extraction; les curettes portées derrière l'épi; les anses de fils métalliques proposés par Deschamps et Boyer; l'ingénieuse modification de ce procédé si heureusement appliquée par le docteur Pacoud; la pince à gaîne de Hunter; la pince à anneaux; le gros mandrin de Viguerie évidemment innapplicable dans ce cas; la portion de sonde droite de Troussel; tous ces moyens, conseillés et employés avec succès pour extraire les corps étrangers de l'urèthre, auraient très-certainement échoué sur B.... à cause des barbes de l'épi qui, ayant été introduites dans un sens propre à ne pas blesser le canal, n'auraient pu sortir en sens contraire qu'en le déchirant et qu'en produisant d'intolérables douleurs; le moyen à l'aide duquel Marchettis délivra la fille publique, et qui consistait en un tube de roseau qu'il glissa sur la queue de cochon pour protéger l'intestin, aurait peut-être été applicable en le modifiant. Dans tous les cas, nous en serions venus à l'incision de l'urèthre si

nous n'avions pas pu réussir à extraire l'épi de blé par la voie naturelle.

5. Dès que l'épi fut poussé dans la vessie, les principes solidifiables de l'urine trouvèrent un noyau propre à mettre en jeu leurs affinités pour se constituer en calculs, et on a pu voir avec quelle rapidité le corps étranger avait été recouvert d'une masse considérable de matière lithique.

6. Les faits d'épis de graminées introduits dans l'urèthre, poussés dans la vessie et formant le noyau de calculs ne sont pas très-communs, et l'on trouve que les malades en ont tous été délivrés par la taille. Chopart (1) rapporte deux cas de cette espèce : « Un bourgeois de Mons, dit-il, âgé de soixante-deux ans, fréquemment incommodé de rétention d'urine, fut sondé. On lui trouva une pierre : il subit l'opération de la taille ; la pierre dont on fit l'extraction était oblongue et faite comme une espèce de grappe. Elle avait pour base un épi de blé, incrusté de matière calculeuse. Ce malade dit qu'étant en plein champ et se trouvant violemment tourmenté d'une rétention d'urine, il avait cru pouvoir se soulager en introduisant dans l'urèthre un épi de blé, qu'il n'avait pu ensuite retirer de ce canal. L'Académie de chirurgie a vu une grande partie de l'épi incrusté, dont quelques couches s'étaient détachées et d'autres étaient restées en place. — Ce fait n'est pas unique : l'histoire des mémoires de l'Académie des Sciences de Paris, année 1763, marque qu'un soldat affligé de la pierre fut taillé à l'hôpital de Bruxelles, et qu'on lui tira une pierre dont le noyau était un épi de blé. La plupart des hommes qui ont dans la vessie ces sortes de corps étrangers, n'osent pas déclarer qu'ils les ont introduits par l'urèhtre. C'est ainsi qu'un homme à qui un lithotomiste retira de la vessie un épi d'orge, tellement incrusté de matière calculeuse , que les morceaux qui s'en détachèrent pesaient quatre onces et demie, ne voulut point d'abord convenir qu'il avait introduit ce corps dans l'urèthre. Il avoua enfin, et dit qu'il n'avait pu extraire cet épi de l'urèthre à cause des douleurs aiguës que lui causaient les pointes des barbes qui se fichaient dans les parois de ce canal, en les tirant en sens contraire à leur direction naturelle. *Swiéten Co. aph. t.* 5, *p.* 190 ».

7. Somme toute, la présence de certains corps étrangers au centre des calculs étant généralement regardée comme un empêchement à la lithotripsie, je tenais à démontrer combien sont grandes les ressources de cette opération quand elle est prudemment et sagement entreprise.

---

(1) *Traité des maladies des voies urinaires*, par Chopart; nouvelle édition. Paris, 1830, tom. second, pag. 103.

Le fait que j'ai rapporté et le beau succès que j'ai obtenu me paraissent donc devoir être encourageans, sans toutefois autoriser les praticiens à dépasser le bornes du possible et à suivre l'exemple prodigieusement imprudent de l'habile M. Leroy-d'Étiolle (1).

8. Je ne chercherai point maintenant à combattre les objections des médecins qui prétendent qu'il est toujours fort difficile et souvent impossible de trouver des petits calculs dans la vessie. Je me bornerai à leur dire que ces difficultés sont souvent exagérées, la plupart du temps idéales, et qu'on peut toutes les vaincre à l'aide d'un procédé qui m'est particulier et que je ferai connaître très-incessamment. En attendant je peux, entr'autres exemples, citer celui de M. Joly, fabricant de cartes à jouer, demeurant sur les fossés Saint-Éloy à Bordeaux, dans la vessie duquel je n'avais pas pu trouver un très-petit calcul en recourant aux moyens ordinaires d'exploration. Eh bien ! je rencontrai ce calcul du premier coup en usant de mon procédé, et le broyai sans que le malade eût la conscience de cette opération qu'il redoutait. Comme M. Joly était très-souffrant et très-préoccupé de son état (il existait alors une hypertrophie considérable de la glande prostale), je lui dis que sa vessie ne contenait aucun corps étranger et qu'il serait bientôt guéri. — Il rendit du sable et quelques atômes de pierre dans la nuit, et ce ne fut que quelques heures après qu'il entendit tomber un petit calcul dans son vase de nuit. — Ce malade est actuellement bien portant.

Ce n'est là qu'un fait, me dira-t-on. Mais n'ai-je donc pas toujours saisi les plus petits fragmens de calcul chez B..... sans hésitation, et m'est-il jamais arrivé de chercher inutilement ? M. le docteur Dondats, le malade et les assistans répondront pour moi. — Du reste qu'on me présente des calculeux, et je prends l'engagement formel de trouver à l'instant les plus petites pierres, à moins qu'elles ne soient enkystées, enchatonnées, retenues ou cachées entre deux colonnes charnues, ou que les vessies soient bilobées, à cellules, etc., ou qu'enfin il existe, soit un fongus du col de cet organe, soit un squirrhe sous-muqueux.

FIN.

---

(2) *De la Lithotripsie ; par* Leroy-d'Étiolle. Paris, 1836, pag. 216 à 225.

La *Gazette Médicale* de Paris (année 1836 , N.º 52 , page 831) étant jusqu'ici le seul journal qui ait donné l'analyse de mon travail sur les maladies des voies urinaires chez l'homme , je transcris littéralement ce qu'il en dit.

REVUE BIBLIOGRAPHIQUE.

Fragmens d'un Traité complet des maladies des voies urinaires chez l'homme ; par M. J.-J. CAZENAVE , *médecin à Bordeaux.* — in-8.º de 147 pages , avec une planche lithographiée. — Paris , 1836.

.... C'est sur l'opération du cathétérisme surtout que roule le travail de M. Cazenave.

On ne saurait , en vérité , trop porter l'attention sur une opération que le chirurgien est à chaque instant appelé à pratiquer, et qui a causé un si grand nombre de fois le désespoir de l'opérateur et la mort de l'opéré. Que de difficultés , en effet , naturelles et accidentelles ne rencontre-t-on pas souvent dans cette opération ? que de douleurs atroces certains malades n'éprouvent-ils pas , faute de lumières suffisantes de la part du chirurgien qui pousse impitoyablement l'instrument dans le canal ? Toutes ces circonstances sont passées en revue et appréciées avec sagacité par M. Cazenave.

Le spasme de l'urèthre se présente en première ligne. On se rappelle les discussions importantes que cette question a occasionnées dans ces derniers temps entre plusieurs chirurgiens distingués, les uns admettant , les autres niant complètement la contraction ou le rétrécissement spasmodique de l'urèthre. Il y a eu même quelques chirurgiens qui ont caractérisé d'impéritie au cathétérisme ce que d'autres appelaient obstacle spasmodique réel au passage de la sonde. MM. Astley Cooper, Dieffenbach et Regnoli cependant ont formellement exprimé leur opinion à cet égard ; ils ont affirmé avoir souvent rencontré le rétrécissement spasmodique de l'urèthre , quoique ce canal jouit d'ailleurs de toute son intégrité. M. Cazenave examine à son tour la question et s'efforce de prouver, par des faits concluans qui lui sont propres , la réalité de cette espèce d'obstacle , au point de rendre quelquefois impossible la progression de la sonde.

Une seconde difficulté non moins réelle, mais bien autrement importante, est celle qui résulte des yeux de la sonde ordinaire, et que M. Cazenave s'est efforcé de faire disparaître à l'aide d'une algalie de son invention. Depuis long-temps déjà, on avait remarqué que la muqueuse uréthrale s'engageait à chaque pas de l'instrument dans les yeux de la sonde creuse, qu'elle en était pincée et déchirée durant la progression de l'algalie ; de là les douleurs violentes et l'écoulement de sang que les malades éprouvent quand on les cathétérise. Effectivement, rien de pareil ne s'observe, au dire de l'auteur, lorsqu'on fait usage d'une sonde pleine ou sans yeux. Franco , Levret, J.-L. Petit, Desault et M. Mayor, ont imaginé différens mécanismes pour obvier à cet inconvénient ; cependant le problême était encore à résoudre. M. Cazenave paraît y être heureusement parvenu , en faisant construire son ingénieux instrument qu'il appelle *sonde à obturateurs mobiles*. Cette algalie , qui peut servir et pour le cathétérisme évacuateur et pour l'explorateur à la fois , paraît offrir des avantages réels sur les sondes ordinaires ; elle ressemble à une sonde à dard à petite courbure : elle a neuf pouces et huit lignes de long , deux lignes et demie de diamètre. Ses yeux répondent à deux distances inégales du bec, l'un sur la face concave, l'autre sur la face convexe de la courbure. Un mécanisme fort ingénieux ferme très-exactement et ouvre à volonté les yeux de l'instrument, à l'aide d'une double tige intérieure qui fait l'office de mandrin. Ces deux tiges portent chacune une sorte de bouton qui s'adapte si exactement aux yeux de la sonde, que, lorsque l'instrument est fermé , aucune inégalité n'est apercevable à l'endroit de ces ouvertures. La sonde traverse l'urèthre avec une grande facilité et avec beaucoup moins de douleurs que nos algalies ordinaires ; elle ne provoque pas d'écoulement sanguinolent , ainsi que cela a lieu avec les sondes généralement employées. Les expériences comparatives faites par M. Cazenave sur l'homme vivant, assurent à son instrument une supériorité incontestable.

La sonde à obturateurs mobiles a été exécutée par MM. Bataille père et fils, fabricans à Bordeaux ; elle vient d'être perfectionnée par M. Charrière, à Paris, chez lequel on peut la voir.

Le cathétérisme évacuateur, qu'on pratique dans les cas d'hématurie uréthrale, offre souvent, comme on sait, de grandes difficultés, à cause des caillots de sang qui bouchent les yeux de la sonde ordinaire avant d'arriver dans la vessie : l'urine ne coule pas alors, malgré les injections d'eau tiède qu'on y pratique quelquefois. D'un côté, les caillots de sang, au-devant du col de la vessie, empêchent cet organe de se vider spontanément ; de l'autre, la sonde qu'on introduit étant inapte à l'évacuer, il en résulte une rétention invincible que M. Cazenave a vu se terminer par la mort. Cet inconvénient de l'algalie n'existe plus désormais avec l'instrument de l'invention de l'auteur.

Lorsqu'on pratique le cathétérisme explorateur, on est souvent obligé de parcourir à sec le bas-fond de la vessie, où l'on cherche le corps étranger. M. Cazenave a remarqué que, dans ce moment, la douleur est beaucoup plus vive que lorsque la vessie est distendue par le liquide ; il attribue, en grande partie, cet effet à l'engagement de la muqueuse dans les yeux de la sonde, plutôt qu'au simple contact de l'instrument avec la même membrane. La sonde à obturateurs mobiles est destinée à faire disparaître cet inconvénient ; car, après l'évacuation du liquide qu'elle procure à volonté, elle devient à l'instant même sonde sans yeux.

Quelques autres questions relatives aux maladies de l'urèthre sont examinées avec le même soin dans la brochure de M. Cazenave. Nous la recommandons aux hommes spéciaux ; ils y trouveront plusieurs autres inventions qui nous paraissent faire honneur au talent et au savoir de l'auteur.

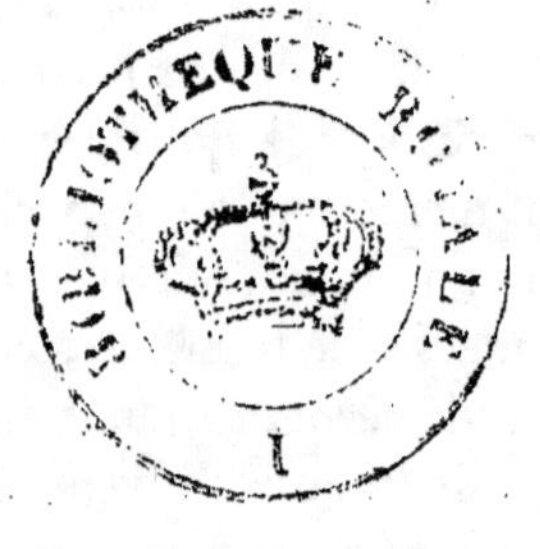